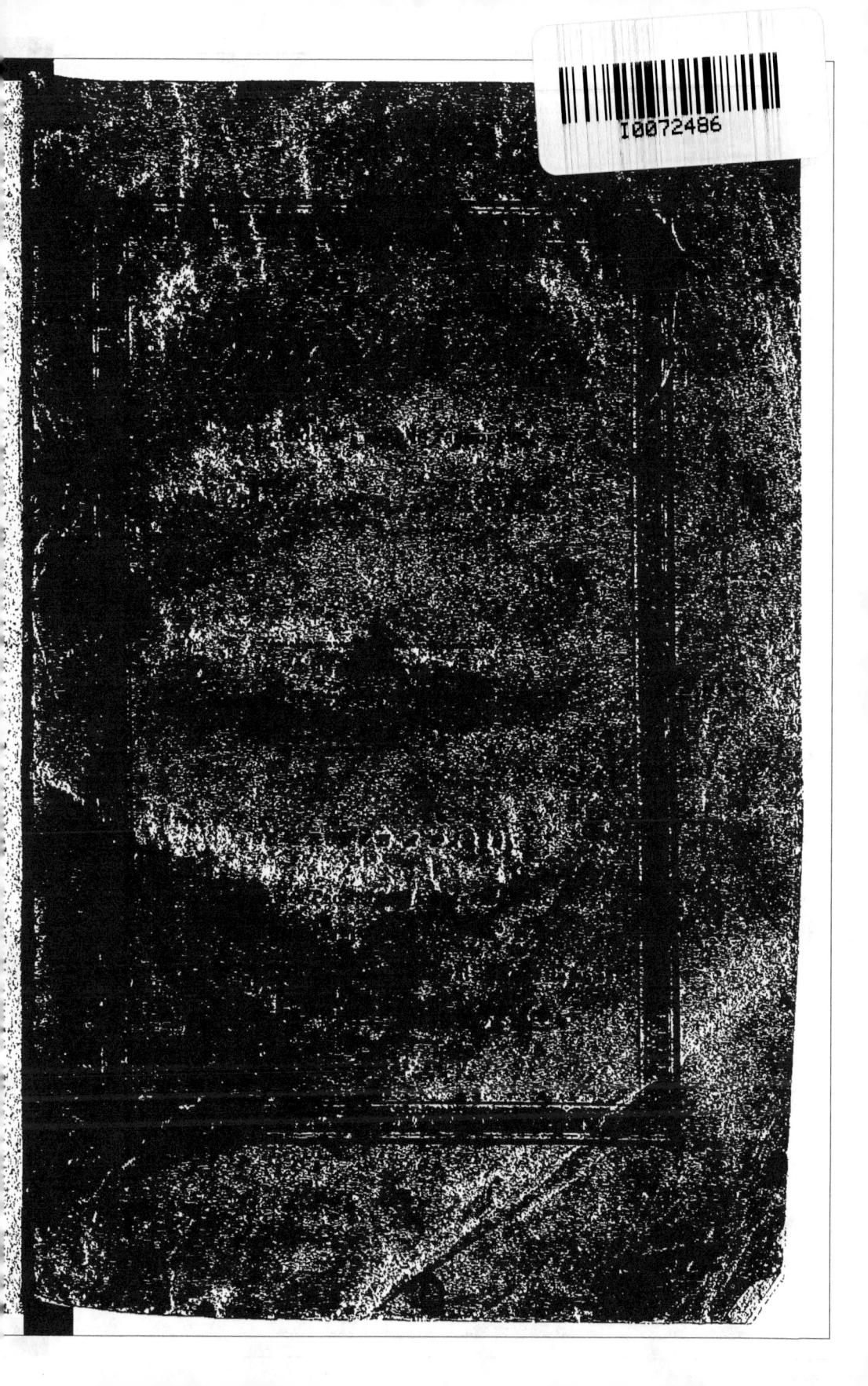

Beaujon.

Montagnes françaises.

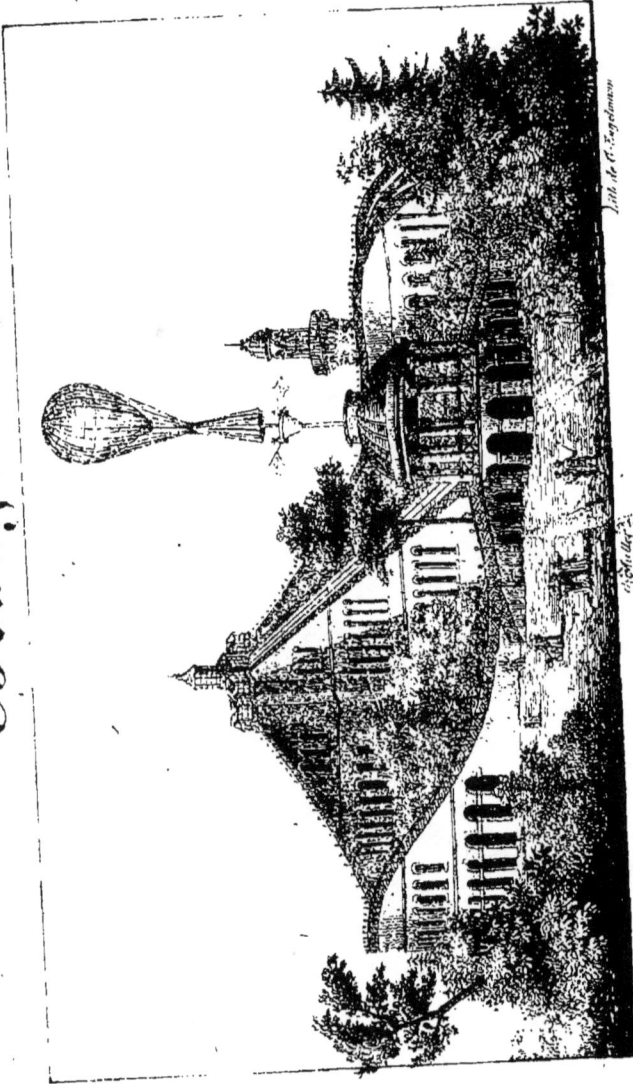

Lith. de G. Engelmann

PROMENADES AÉRIENNES

OU

MONTAGNES FRANÇAISES,

considérées sous le rapport

de l'Agrément et de la Santé,

CONTENANT LA DESCRIPTION DE L'ÉTABLISSEMENT
BEAUJON.

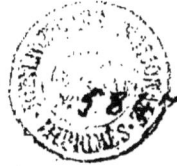

PAR F.-F. COTTEREL,

Médecin, Docteur de la Faculté de Paris, ancien Médecin en chef
des Hôpitaux militaires, Membre de plusieurs Académies, etc.

Ce que vous dites, Athéniens, nous le fesons.
PLUTARQUE.

SECONDE ÉDITION,

Revue, corrigée et augmentée par l'Auteur, d'après les nouvelles
rectifications de l'Établissement, avec Notes, Plan figuratif, et le
compte qu'en ont rendu quelques-uns des Journaux les plus estimés.

PARIS,

DE L'IMPRIMERIE DE A. BELIN,
RUE DES MATHURINS S.-J., HÔTEL CLUNY.

~~~~~~~~~~~~~~~

1821.

Aux Dames.

Un sourire de Vénus désarmait Jupiter. Les Grâces charmaient tous les Dieux. Sous quels plus heureux auspices pouvais-je présenter les Promenades Aériennes? Les Dames, cette aimable moitié du genre humain, ne savent-elles pas enchanter tout ce qu'elles adoptent, et tout ce qui leur plaît! Je n'ai pas cru que le tableau du nouvel Eden fût pour elles un hommage indifférent. De combien il est préférable à l'ancien; puisque plus d'une Eve s'empreſsera de l'embellir, et qu'elle n'a point à craindre que sa curiosité lui coûte auſsi cher qu'à celle que tenta le fruit défendu.

AVANT-PROPOS.

LES *divertissemens gymnastiques,*
si connus sous le titre de PROME-
NADES AÉRIENNES *ou Montagnes*
françaises du Jardin Beaujon (1), *ont*
excité dans toutes les classes de la
société un tel empressement à les voir,
quoiqu'à peine ébauchées, que le Public
accueillit avec plus d'indulgence la
description de ce magnifique Etablis-
sement : elle tendait à donner quelque
idée de ce qu'il réunit d'agréable, et

---

(1) Les agrandissemens considérables dont s'est
enrichi ce superbe Etablissement permettraient
de l'appeler un Parc; mais c'est par les choses
même et non par d'ambitieuses et emphatiques
dénominations que l'on cherche à justifier la bienveillance du Public.

d'utile à la santé. Le Roi, les plus Augustes personnages, français et étrangers ; les élégantes, les Grands, les savans et les artistes les plus célèbres, tous, à l'envi, se plurent à encourager de leur présence cette admirable féerie. Tous ont reconnu, que ce que l'on en a dit, que ce qu'on en a écrit est infiniment au-dessous de ce qu'ils ont vu, de ce qu'ils ont éprouvé à l'aspect de cette monumentale construction. Le grandiose et les agrémens de cette espèce de Colysée sont aussi propres à rappeler les jeux de l'ancienne Grèce, qu'à devenir le rendez-vous de nos petites maîtresses. Les choses y parlent d'elles-mêmes : aussi, quoi que j'en rapporte dans cet écrit, n'ai-je point à craindre que l'on m'accuse d'exagération. Quel aimable cavalier, en le trouvant sur la toilette ou dans le boudoir de sa belle, résisterait au plaisir de lui voir balancer ses grâces dans un char élégant, où, plus heureux qu'Hippomène, et toujours près de son *Atalante*, il peut fournir une plus longue carrière et se voir emporter avec elle dans la rapide proportion de quinze lieues à l'heure; s'élever, s'abaisser par de douces oscillations, et circuler dans ces courses ondulatoires, désormais exemptes de tout danger, pour revenir par une ligne à peu près ovalaire ou elliptique au point d'où l'on est parti?

Quel Français, vraiment digne de ce nom, ne s'enorgueillirait, à la vue de ces enchantemens, d'appartenir à une nation, chez qui un seul particulier a suffisamment présumé de ses compatriotes, qui, d'ailleurs, ont pleinement justifié son attente, pour relever et donner tout le charme de la nouveauté, malgré la difficulté des temps, à

la plus colossale et la plus singulière
entreprise que l'on ait jamais consacrée au plaisir? Il l'a fait avec d'autant plus de confiance, qu'il a cru
devoir accueillir toutes les idées sai-
nes, et n'a rien épargné pour faire
disparaître des vices essentiels de construction, qui s'opposaient à la sûreté
des courses prolongées dans les seuls
chars qui procurent l'agrément de
monter et de descendre.

Il me semble déjà voir plus d'un
milord, ravi d'apprendre que l'on
peut à qui mieux mieux voyager avec
la plus grande vitesse, dans l'un des
plus beaux sites du monde, d'où
Paris lui-même, et ses vastes monumens présentent le plus magnifique
des Panorama naturels, quitter hâti-
vement le ross-biff et le plums-pudding;
s'élancer dans sa chaise de poste ou
sur son zéphir et venir à franc étrier

faire de ces paris tant vantés sur les bords de la Tamise, et pour lesquels manquait, depuis long-temps, une aussi belle occasion.

Grâce à l'éclairage qui lui donne toute la sécurité désirable, la contre-allée qui s'étend de la place Louis XV au Jardin Beaujon, et que maintenant on appelle le Chemin des Montagnes françaises, devient pour la bonne société le Coblentz et le Gand (1) à la mode, et pour les marchands, les jours de fête à Beaujon, un jour de foire. On la préfère, avec raison, à l'air étouffant des théâtres ; et surtout à ces étroites allées des boulevards, où, se coudoyant et portés l'un sur l'autre, on ne s'avance péniblement qu'à travers un nuage de poussière.

_____

(1) Parties du Boulevard, voisines du quartier de la Chaussée-d'Antin, où l'on vient respirer la fraîcheur des soirées d'été.

Français ! soyons toujours Français. Le temps passe aussi bien en agitant les grelots de la folie, qu'en se perdant au milieu dés sombres spéculations de la politique.

Ne songeons qu'à faire gaîement la traversée : nous ne sommes que passagers, laissons le soin du gouvernail au pilote, et fesons des vœux pour qu'il nous conduise à bon port.

Si le plaisir seul a tant d'attraits, que doit-ce être quand il s'unit aux moyens d'affermir la santé ? Le plaisir est le baume de la santé, comme la santé est le baume de la vie, pourvu qu'on en use avec modération. Je n'ai donc pas craint que l'on dédaignât cette légère esquisse des Promenades aériennes, et quelques aperçus sur leurs avantages sanitaires. On se rappelle avec plaisir de ce que l'on a vu d'agréable : et l'on aime à se faire une idée, même imparfaite, de ce que l'on ne connaît pas encore d'utile.

La bienveillance du public et de nos plus habiles Aristarques, pour l'établissement Beaujon, s'est répandue jusque sur l'historiographe. Ils ont accueilli avec une telle faveur la première édition de cet écrit, que j'aimerais mieux avoir fait leurs élégantes et spirituelles analyses que l'ouvrage qui les a inspirées (1). Je n'ambitionnerais pas un plus grand succès, si j'avais à produire un ouvrage important : j'exposerai succinctement les raisons qui ont dissipé toutes les craintes, et motivent la sécurité avec laquelle on jouit, aujour-

(1) Aussi l'auteur a-t-il cru que l'addition, à son ouvrage, de quelques-unes, entre autres, de ces analyses, serait un titre de plus à l'indulgence des lecteurs. Son passeport ne pouvait avoir une meilleure apostille.

d'hui, de ce genre d'exercice aussi salutaire qu'agréable.

Je ne me suis pas proposé de faire
un traité. Je n'ai pas cru que l'or-
gueil de la fourrure doctorale fût
compromis en m'arrêtant, dans cette
courte notice, à quelques détails propres à faire ressortir ce qu'il y a
d'utile dans un objet qui n'est pas de
pur agrément, et qui réunit l'un et
l'autre. Fallait-il se guinder sur un ton
sérieux et empesé? Fallait-il effarou-
cher les grâces et les ris, en s'occupant
de divertissemens sanitaires? Si j'a-
vais eu la simplicité de faire un livre,
du sujet d'une bluette, on m'eût avec
raison placé entre Thomas Diafoirus
et M. Purgon.

DESCRIPTION

DES

MONTAGNES FRANÇAISES,

OU

PROMENADES AÉRIENNES.

Ce n'est point avec la plume, mais avec la baguette d'Armide ou de Circé, avec les couleurs suaves de l'Albane et du Corrège, qu'il faudrait peindre les *Promenades aériennes* du superbe jardin Beaujon. Le favori des Muses y trouve de quoi l'inspirer, et nos modernes Apelles y viennent journellement enrichir leur palette des plus vives couleurs (1).

A peine a-t-on franchi les deux pavillons formant l'entrée principale sur l'a-

---

(1) Nombre de paysagistes français et étrangers ont assuré qu'il y a peu de sites aussi féconds et aussi propres à exercer leurs pinceaux, que celui du belvédère des *Montagnes françaises.*

venue des Champs-Elisées (1) et quelques
groupes d'arbustes, que l'on est frappé
de l'aspect imposant d'un vaste cirque
qui se présente de profil.

Il est percé d'un triple rang de portiques, en style d'aquéduc, à travers lesquels on aperçoit des masses de verdure
d'un effet très-pittoresque. D'un pavillon ou tour carrée, de cent pieds de
haut et placé à la circonférence, partent,
en se développant de droite et de gauche, en plan incliné, deux montagnes
ou rampes latérales et circulaires, construites en bois (2).

---

(1) Une entrée particulière, sur la rue de l'Ora-
toire, est spécialement destinée aux personnages
les plus distingués qui veulent garder l'*incognito*,
et à ceux qui arrivent à cheval. Des Jokeis de
confiance, attachés à l'Établissement, reçoivent
les chevaux par numéros, les conduisent et les
soignent aux écuries jusqu'au départ de leurs
maîtres, qui ne doivent aucune rétribution.

(2) La Russie a également ses Montagnes d'été,

Celles-ci décrivent une espèce de cy-
cloïde ou de courbe ovalaire, et em-
brassent une surface de trois cents toises
ou dix-huit cents pieds.

  Chacune des rampes ou montagnes
latéro-curvilignes, large de quinze pieds,
est garnie d'une double rainure pro-
fonde, espèce de coulisseau élevé de

---

construites en bois, aux îles de Cristowski, près
Saint-Pétersbourg.

  S. M. le roi de Prusse, lors de sa seconde arrivée
à Paris, chargea son premier médecin des armées,
l'estimable docteur Wiber, de lui procurer cet écrit.
Il visita l'Etablissement Beaujon, de même que
les autres souverains. Ce prince en fit exécuter
un du même genre, à quelques lieues de Berlin.

  Ainsi là, comme en France, les Promenades
aériennes sont une imitation perfectionnée de ce
qui, de temps immémorial, se passe dans les
Alpes, les Pyrénées, et dans la plupart des pays
montagneux.

  A Bordeaux, à Lyon, on a construit des Montagnes françaises, à l'instar de celles de Beaujon,
mais qui sont bien loin de leur modèle sous le rapport de la grandeur et de la solidité.

dix-huit pouces, dans lesquels les roues
des chars coulent et s'engrainent maintenant, sans en pouvoir dévier; et d'une
galerie de pourtour, ou trottoir parallèle,
qui conduit au belvédère, les promeneurs à pied peuvent y passer la revue
des charmes qui défilent sous leurs yeux;
et, nouveaux Pâris, adjuger la pomme à
la plus belle.

Les rampes descendantes ou montagnes latérales, de plus de sept cents pieds
de longueur, après quelques ondulations
destinées à ralentir ou accélérer la course
des chars, viennent finir horizontale-
ment sur le plateau au point de départ.
C'est là que, sur une estrade en forme
d'amphithéâtre, on jouit dans son ensemble du spectacle des courses, de la
musique, et de la vue des divertissemens variés dont se composent les bril-
lantes fêtes de Beaujon (1).

_____

(1) Aucune autre fête particulière ne peut

De ce point, où se réunissent en bas
les deux montagnes latérales, s'élève, en
plan incliné jusqu'au belvédère, sur un
angle de vingt dégrés, une montagne
droite ou rectiligne, dite montagne as-

---

entrer en parallèle avec celles de cet Établissement. Le propriétaire n'a rien épargné pour leur
procurer une préférence méritée par ses énormes
sacrifices, et le choix qu'il s'est attaché à faire des
artistes les plus habiles. C'est ainsi qu'il a confié
la direction de la danse à M. Collinet, qui, depuis
long-temps, est en possession de celles des fêtes
données par la ville de Paris et les meilleures
maisons; celle de la musique au chef lyrique de
l'un des régimens de la garde royale.

Beaujon est le seul Établissement où l'on se
soit mis en état de procurer aux amateurs, qui
depuis long-temps le demandaient avec instance,
le plaisir des *Promenades aériennes* par excellence. Ils pourront désormais en jouir à ballon
captif, et accompagner, dans ses excursions hy-
perborées, l'aéronaute de l'établissement.

On ne parle pas des feux d'artifices ; Beaujon
s'est toujours distingué par l'élégance et la beauté
des siens.

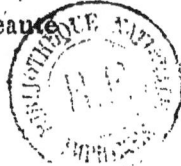

2

cendante ou du milieu. Elle est, comme
l'axe, le grand diamètre de l'ellipse, ou
ovale que forme l'édifice.

Cette montagne, large de vingt-cinq
pieds, et longue, avec sa contre-pente,
de quatre cent cinquante, porte deux
coulisseaux bordés de crémaillères et
garnis de doubles tresses, ou fortes cor-
des plates. Les chars s'accrochent d'eux-
mêmes à ces tresses tournant en rouet,
au moyen d'anneaux en fer fixés de distance en distance.

On part du bas de la montagne du
milieu, s'élevant jusqu'au belvédère, pour
descendre par l'une des montagnes ou
rampes de côté, et arriver au point de
départ. L'ascension des chars est déterminée par un manége, mécanisme aussi
simple qu'ingénieux, de l'invention de
M. Delaunay (1), et mis en mouvement
par des chevaux.

(1) On doit à cet habile mécanicien, qui dirige

Cette machine est au rez-de-chaussée
de la tour ou pavillon du milieu. Ses
pièces principales sont un grand rouet
ou roue horizontale de quatre-vingt-dix
pieds de circonférence. Cette roue s'en-
grène dans une autre appelée lanterne,
dont le diamètre a cinq pieds. Elle
tourne perpendiculairement sur elle-
même, et imprime aux cordages, qui en-
lèvent les chars de bas en haut, un mouvement cinq fois plus accéléré que le
sien ; en sorte que la vitesse de l'ascension
est à peu près celle du grand trot. La
descente beaucoup plus rapide, est en

les travaux des Montagnes françaises, le coulage
de la colonne triomphale de la place Vendôme,
et des ponts en fer des Arts et du Jardin des Plantes,
dont l'élégance égale la solidité.

M. Delaunay ne pouvait obtenir un suffrage plus
flatteur que celui de M. le professeur Rochette. Ce
dernier, dans son précieux ouvrage à l'usage de l'é-
cole normale, a pris pour modèle, dans ses plan-
ches descriptives, le manége du Jardin Beaujon.

raison directe du poids des voyageurs,
les chars obéissant alors à la force par
laquelle les corps tendent vers le centre
commun de gravitation.

On parcourt en vingt secondes, tant
en montant qu'en descendant, environ
près de douze cents pieds; en sorte
qu'ayant fait trois courses en une minute, on aura parcouru plus de trois mille
pieds, environ quinze lieues à l'heure ;
vitesse presque égale à celle des ballons.
Il est, pour ce genre d'exercice, un nouveau charme; c'est que l'on peut le pro-
longer sans fatigue, aussi long-temps qu'on
le désire, qu'il pourrait l'être même pendant plusieurs jours consécutifs (1).

Ces chars à *deux places*, et capables de
porter chacun un poids de cinq personnes (2), tous plus élégans les uns que les

_____

(1) Vaste champ ouvert à la manie des gageures.

(2) La prudence du propriétaire n'en admet
que deux.

autres, et dont un grand nombre sont ornés des plus ingénieuses fictions de la Mythologie, promènent les voyageurs aériens, et les maintiennent toujours, soit qu'ils montent ou qu'ils descendent, dans une situation horizontale.

Toutes les précautions sont prises pour assurer l'absolue impossibilité de verser en aucun sens, et que l'imagination des personnes les plus timides et les plus délicates n'ait rien à redouter.

Rien ne prouve mieux à quel point on a atteint ce but, que l'empressement et l'intrépidité avec lequel nombre de dames, dès les premiers essais, se sont élancées dans les chars (1).

Ces femmes si délicates et si timides,

(1) Mme. la comtesse F***., et Mme. D***. D***., dont les charmes de l'esprit et l'excellent cœur peuvent seuls égaler les grâces et la beauté. Cette dernière n'hésita point à glisser furtivement trois louis dans la main de l'ouvrier qui la lança; elle

un éclair les fait trembler. Que l'on ferme
une porte, que l'on tire un rideau, leur
fibre est ébranlée, leurs nerfs se crispent.
Les accens d'une voix un peu mâle fa-
tiguent leur tympan délicat. Le duvet
d'une ottomane ou d'un divan est à
peine assez doux pour délasser leur mollesse. Eh bien! à peine on entend gronder
dans les flancs caverneux de la montagne, le bruit précurseur du départ, que
le désir de voir ou d'entrer en lice leur
donne des ailes. Elles volent; elles se
disputent non plus le prix de la beauté,
mais celui de la course. Ni le tumulte,
ni ce bruit inattendu ne les effrayent.
Ont-elles fait une course, elles voudraient de suite en faire cent.

Celles même qui hésitent, à qui coû-

était déjà rapidement arrivée au pied de la Mon-
tague, lorsque les yeux des personnes de sa société, encore au belvédère, la cherchaient au
milieu d'elles.

tait le premier pas, reviennent d'un air triomphant et assuré pour recommencer encore. Tant il est vrai que quand leurs lèvres vermeilles ont savouré la coupe du plaisir, on dirait qu'elles brûlent de l'épuiser et d'en éprouver l'ivresse. Cet exercice aérien remonte, pour ainsi dire, et tonifie leurs organes : comme Achille, il les retrempe dans les eaux du Styx ; mais heureusement aussi, comme Achille, ne les rend-il pas invulnérables partout.

Les chars montent au moyen de deux fortes tresses dont on a parlé. Il arrive parfois que quelques anneaux trop déprimés, coulent sans engréner, et opposent un léger retard à l'impatience des amateurs. En supposant, ce qui n'est pas vraisemblable, que les tresses vinssent à rompre toutes deux à la fois, une chambrière en fer, attachée derrière le char, l'arrête en se fixant dans les dents des

crémaillères, et s'oppose à son recule-
ment. Que si l'on descend, outre les
quatre roues fixées dans des rainures
différentes, afin que, malgré l'inclinaison du plan, les chars soient toujours
dans une situation horizontale ; et le
promeneur comme assis dans son fau-
teuil, il y a en outre deux autres galets
ou sabots d'attente, pour suppléer pro-
visoirement la roue qui viendrait à
manquer.

Les chars sont armés d'un timon, espèce de modérateur ou gouvernail mo-
bile, au moyen duquel on peut enrayer
à volonté, ralentir ou suspendre la
marche. L'expérience journalière prouve
néanmoins que deux ou trois chars peuvent descendre immédiatement les uns
sur les autres sans aucun inconvénient.

On voit par là de combien l'établissement Beaujon l'emporte en agrément
et en solidité sur ceux du même genre ;

où, à chaque course, il faut péniblement
gravir une pente escarpée, au haut de
laquelle on arrive suant, haletant, es-
soufflé, dans un air trop souvent froid
et agité, pour en dégringoler, en ligne
droite, au moyen d'un char solitaire
dont rien n'arrêtant la marche, dès qu'il
est parti, ne garantit ni les effets de la
peur, ni des accidens qui ne sont pas
sans exemple.

C'est ici le cas de rassurer ceux qui
regrettaient que la moindre inquiétude
pût se mêler aux plaisirs indicibles des
Promenades aériennes, ét de démontrer que les causes qui ont pu, dans
l'origine, y donner lieu, ne subsistant
plus, elles sont maintenant exemptes de
toute espèce de danger.

Il est démontré en bonne physique,
que les corps qui se meuvent dans une
courbe, tendent, par l'effet de la force
excentrique, à s'échapper au dehors par

la *tangente*, c'est-à-dire par une ligne
droite pareille à celle que décrivent les
gouttes d'eau qui s'échappent de la circonférence des roues d'un carrosse rou-
lant dans un ruisseau.

Moins sont grands les rayons ou le
diamètre, plus la force excentrique imprime de vitesse au corps mis en mouvement; ainsi l'eau s'échappe avec plus
de force et de vitesse des petites roues
que des grandes. C'est ce qui avait lieu
dans la désinence en volute ou limaçon,
que tous les bons esprits blâmaient avec
autant de justesse dans la première
construction des montagnes françaises.
Les chars parcouraient la partie de la
courbe la plus resserrée, au point où
l'inclinaison était la plus rapide; c'est-
à-dire qu'ils obéissaient à la fois à la
force centripète ou de gravitation, en
vertu de laquelle tous les corps libres
se dirigent vers le centre de la terre, et

à la force excentrique, ou tendante au dehors, dans l'instant où ces deux forces se développaient avec leur plus grande énergie.

Ces inconvéniens ont totalement disparu. Quelques ondulations habilement ménagées, et que nous n'avions cessé d'indiquer dès le principe (1), ont rapproché la chute, en plan incliné, de la ligne horizontale.

A la courbe ou volute spirale on a sagement substitué une désinence très-allongée en ovale, en sorte que l'on a complétement amorti et neutralisé ces deux forces, dont le développement excessif et simultané faisait naguère frémir le simple spectateur. Les chars ont donc, à présent, une marche moins rapide et beaucoup plus sûre que celle des chevaux des Wisky, et d'autres voitures

_____

(1) De même que M. Delaunay.

plus solides, journellement exposées à ces
accidens inévitables, à notre fragile humanité, dans quelque circonstance de la vie
qu'on la place : sur mer ou sur terre, aux
champs comme à la ville, à la maison, au
dehors. Nous serions condamnés à la plus
complète inertie, si nos devoirs, nos besoins, ou nos plaisirs, ne nous élan-
çaient au-delà du cercle rétréci des mar-
mottes ou des tortues.

Pendant près de deux ans les essais
les plus satisfaisans ont été multipliés
non-seulement devant les Princes, mais
encore sous les yeux des plus habiles
ingénieurs et architectes préposés exprès
par l'autorité vigilante qui ne souffre
rien de ce qui serait capable de com-
promettre la sûreté publique. Elle n'eût
jamais permis l'ouverture d'un Établissement dans lequel, à ses yeux, tous
les agrémens du monde ne pourraient
compenser le moindre danger réel.

Dès la veille de la première ouverture, et à leur entière satisfaction, les plus grands personnages ont fait nombre de courses, et se sont convaincus par eux-mêmes de la parfaite sécurité avec laquelle se font les Promenades aériennes.

Arrivé au belvédère par la montagne ascendante, on est lancé en un clin-d'œil sur celles de droite ou de gauche, et l'on revient au point d'où l'on est parti, libre de sortir de lice ou de continuer les courses. Le caractère distinctif et exclusif des Promenades aériennes de Beaujon est que les chars montent et descendent les voyageurs deux à deux (1),

---

(1) On descend même à bras les personnes pour qui cette partie de la course, si récréative pour des convalescens, serait trop rapide. Plusieurs malades paralysés qui m'ont consulté à ce sujet, de concert avec leurs médecins ordinaires, en ont éprouvé des effets si salutaires, qu'ils y reviènnent souvent avec plaisir ; mais ils se bornent d'abord aux

dans des directions courbes et rectilignes;
que les voyageurs aériens circulent autour des promeneurs à pied, et les promeneurs à pied autour des voyageurs
aériens: ce qui leur procure un agrément
qu'on chercherait vainement ailleurs.

Telle est la marche originale de ces
chars confidens, et muets témoins de
tant d'émotions douces, de jolis secrets
envolés sur l'aile des zéphirs, et que tous
n'apprendraient pas avec un égal plaisir,
si quelque dieu malin leur donnait la
parole.

Les chemins ou galeries de ronde et
le bel escalier qui s'adosse contre le pavillon central conduisent au belvédère
ceux qui se bornent au modeste rôle de
spectateurs.

Rien de plus ravissant que l'immense

___

courses ascendantes, et n'en viennent que par
degrés à la course totale.

tableau de Paris et de ses environs qui, de
ce site unique au monde, se déroule aux
yeux étonnés de n'avoir, sur ce belvédère,
d'autres bornes que l'horizon. La richesse
de cette vue fait applaudir à l'heureuse
idée d'avoir placé les *Promenades aériennes* aussi près du bois de Boulogne,
sur un riant coteau (1), dans la vaste promenade des Champs-Élisées, dont le

---

(1) L'exhaussement du terrein au-dessus de son
niveau primitif avait seul coûté à M. Beaujon
dix-huit cent mille francs. C'est à ces énormes
dépenses que ce beau lieu doit le nom de *Folie
Beaujon*. Le nom de ce riche traitant rappelle et
le Sybarite aimable dont le lit figurait une corbeille
de fleurs que berçaient à l'envi les Grâces du temps,
et l'homme bon et généreux qui ouvrit un asile
au malheur, et légitimait les faveurs de la for-
tune par le bon usage qu'il savait en faire. Il ne
croyait pas avoir besoin de titres pour que sa reconnaissance progressive augmentât chaque année
le traitement de son médecin, à qui il faisait d'autres cadeaux que des bonnets de coton blanc.

Jardin Beaujon , qui n'est dominé par
rien, semble faire partie. Les belles plan-
tations éliséennes permettent d'arriver
même à pied à Beaujon, et presque toujours à l'abri des rayons du soleil.

Le belvédère est couronné par un
phare dont la sphère lumineuse se perd
dans les nues (1). Un éclairage bien dis-
tribué rend les bosquets inaccessibles
aux ténèbres de la nuit, en sorte que
la timide pudeur n'ait aucun sujet de
s'alarmer.

Mais ce dont on ne peut se faire
une idée sans l'avoir vu , c'est l'effet
magique des illuminations en verres
coloriés , les jours de fêtes , qui sont
de vraies fééries. On dirait que l'é-
meraude, le rubis, la topaze aient été

_____

(1) Un excellent télescope , exécuté par le célèbre Cauchois, facilite, de nuit, l'observation des
astres ; et, de jour, celle des principaux monumens
de Paris.

jetés à pleines mains sur cette espèce
de dentelle qui, bordant le pourtour
des montagnes , en fait un genre de
spectacle à la chinoise, et qui ne res-
semble à aucun autre. Tant il est vrai
que tout s'améliore et s'embellit entre
les mains d'un sage capitaliste , qui ,
comme le propriétaire actuel de ce
magnifique établissement , peut et
veut ne rien épargner pour répondre
à l'empressement avec lequel le public
est revenu à cette belle et attrayante
folie.

Des pelouses, des tapis de verdure,
des bosquets d'arbustes exotiques et in-
digènes, l'ombre des bois invitent à s'éga-
rer sous leur épais feuillage; à y respirer
le frais, et à jouir d'un silence délicieux
qui n'est interrompu que par les accens
de la tendre Philomèle et le doux ra-
mage des autres habitans de l'air. Ainsi,
que l'on recherche ou que l'on fuie la

3

société, on peut se satisfaire à Beaujon.
A quelques pas de la foule tumultueuse,
on n'entend plus le bruit des chars, sym-
bole des agitations de la vie humaine et
des caprices de l'inconstante et aveugle
déesse, qui, tour à tour, se fait un jeu
cruel d'élever ou d'abaisser ses plus
chers favoris. Rêveuse, errante dans les
sentiers tortueux du labyrinthe, une
autre Ariane se trouverait là solitaire et
toute aussi délaissée que sur les rochers
de l'île de Naxos.

Des chaumières, des cabinets de
charmille, des percées, des perspectives, ménagent partout d'agréables
surprises ; et l'œil rencontre presque
toujours quelque statue d'après l'anti-
que, ou quelque vase du meilleur
choix.

On n'a rien épargné pour rattacher
aux Promenades aériennes tous les ac-
cessoires propres à procurer de suaves

et succulentes diversions. Dans une longue galerie décorée avec une rare et noble simplicité, et qui peut se transformer, au besoin, en une belle salle de danse ou de banquet (1), est établi le café glacier (2), joignant une salle de billard.

Mais quel joli pavillon et quel fumet vous attirent du côté des statues de Cérès et de Bacchus? Est-ce le temple de l'Amour ou de Cypris? L'élégante simplicité des ameublemens semble n'avoir effacé le fameux *salon des lilas* (3),

---

(1) C'est dans cette vaste pièce, si propre aux fêtes de corps, que se sont réunies, en joyeux banquets, plusieurs légions de la garde nationale parisienne pour célébrer le baptême de S. A. R. Mgr. le duc de Bordeaux.

(2) Tenu par M. Sabatier. Une superbe déité, le plus bel ornement de son trône d'acajou, préside avec toute la grâce imaginable à la distribution des rafraîchissemens.

(3) Nom qu'avait donné M. Beaujon à une salle

et cette corbeille de fleurs tant vantée, que pour en faire le séjour des Grâces.

Non, c'est le palais de Comus, c'est le RESTAURANT. Le succulent Bussière (1) y va réunir, pour le bonheur des gastronomes, tout ce que les Beauvilliers, les Véry, le rocher de Cancale, ou le Cadran bleu, ont de plus délicat et de plus exquis. La vue, l'odorat, le palais, tous les sens sont délicieusement flattés par ce que l'encyclopédie des gourmands peut offrir de plus délicat à un homme de goût. Savourer à la fois des mets exquis; et de la table voir en mouvement

---

au rez-de-chaussée: à cause des lilas peints à fresque qui la décoraient.

(1) Pour la commodité des amateurs qui veulent réunir leur société au superbe belvédère du restaurant de Beaujon, M. Bussière fait recevoir leurs commandes à son principal établissement de la rue de Rivoli, près la terrasse du jardin des Tuileries.

ceux qui courent après l'appétit dans
les chars, lorsque l'on a satisfait le sien,
n'est-ce pas une félicité bien supérieure
à celle de l'Olympe? Leurs célestes habitans n'avaient que le nectar et l'éter-
nelle ambroisie. Vivent les mortels ! Si
on les régale en sortant de la *carte
payante,* ils ont savouré le Champagne,
le Tokay, etc.; ils ont, de plus, le plaisir de la variété du menu.

Pendant les averses orageuses qui sus-
pendraient inopinément les plaisirs si
diversifiés de Beaujon, les portiques du
rez-de-chaussée offrent un abri suffi-
sant à ceux qui ne donneraient pas la
préférence au restaurant ou au café.
Outre le grand phare et les illuminations intérieures, la contre-allée, ou chemin des *Promenades aériennes,* est
suffisamment éclairée.

Des jeux, des artistes, et des specta-
cles de toute espèce, qui se lient et se

succèdent les uns aux autres, offrent aux
amateurs, les jours de fête, tout ce qui est
propre à répandre, dans le cours d'une
après-midi, la plus agréable variété. Il
est aisé de juger, par ces dispositions
auxquelles le propriétaire unique de
l'établissement se propose d'en ajouter
beaucoup d'autres (1), que rien ne lui

---

(1) On ne saurait trop appeler l'attention des
gens instruits, et surtout des amateurs étrangers,
sur le magnifique plan en relief du canal du Lan-
guedoc, dit canal des Deux-Mers, ou du Midi,
l'une des merveilles du grand siècle de Louis XIV,
et digne d'occuper un rang distingué parmi les
plus beaux monumens de la munificence romaine.
Ce chef-d'œuvre, dont M. Guérin est l'un des auteurs, est une imitation fidèle de cet admirable
moyen de lier, par une navigation factice, l'Océan
et la Méditerranée. On se rappelle que Napoléon,
attiré par les rapports des plus grands ingénieurs,
tels que M. le comte Andréossy, dont un des an-
cêtres concourut à exécuter chez nous cette navigation dans le genre de celle de de la Brenta,

coûte pour justifier l'empressement du
public, et les encouragemens flatteurs
qu'il ne cesse de recevoir, et qui le
récompensent journellement de ses efforts.

Nous nous abstenons de développe-
mens ultérieurs sur tout l'agrément des

---

depuis Venise jusqu'à Mantoue, la patrie de Vir-
gile, mais dont un des auteurs de l'illustre famille
Riquet de Caraman fit une magnifique création,
par tout ce dont son vaste génie l'enrichit; fut
tellement frappé de l'ingénieux mécanisme et de
la vérité du plan en relief, que sa visite valut à
M. Guérin et à ses collaborateurs une gratification
de dix mille francs. Il n'est point de curieux qui
ne soit ravi de parcourir en un clin-d'œil soixante-
quatre lieues d'une navigation intérieure d'autant
plus étonnante, qu'à chaque pas, l'art et la nature y ont semé les accidens les plus singuliers.

On y abonnait autrefois les écoles Polytechni-
que et Normale, qui venaient lever les plans à
cette source féconde en procédés d'hydraulique et
de construction nautique.

Montagnes françaises. Nous terminerons par indiquer ce que les *Promenades aériennes* peuvent avoir d'avantages ou d'inconvéniens pour la santé.

———

CONSIDÉRATIONS SANITAIRES

SUR LES PROMENADES AÉRIENNES.

Il suffit pour faire sentir tous les avantages des *promenades aériennes*, par rapport à la santé, de rappeler ce que peuvent l'air, et l'exercice en plein air. Non-seulement ces promenades sont, dans la plupart des cas, un moyen d'affermir et de conserver la santé, et par conséquent la fraîcheur du teint, mais, dans beaucoup d'autres, que nous allons rapidement parcourir, elles contribuent puisamment à les rétablir.

L'air, cet aliment de la vie, dont on se nourrit à chaque instant (1), nous le respirons dès notre naissance, et nous cessons de vivre en cessant de le respirer. Ses altérations ou sa pureté; son calme ou ses agitations; sa rareté ou sa dilata-

_____

(1) *Aer pabulum vitæ.* HIPPOCRATE.

tion exercent sur nous la plus grande
influence. Qui fait briller nos villageoises
de couleurs aussi vermeilles que l'au-
rore? c'est l'air libre et pur des champs,
échauffé par les rayons du soleil. Pourquoi les végétaux qui se développent
dans les serres; pourquoi les malades,
les gens de cabinet , les prisonniers,
attristent-ils la vue par une teinte jau-
nâtre, pâle et décolorée? c'est qu'ils sont
privés d'air, de mouvement et des rayons
vivifians de l'astre du jour? Ils sont
étiolés (1); leur bile est épaisse et sta-
gnante, leur foie s'engorge, ils deviennent
moroses et atrabilaires (2).

_____

(1) On ne blanchit la chicorée qu'en la privant
d'air, et en la plongeant dans une obscurité pro-
fonde.

(2) Le corps humain est un assemblage de li-
quides et de solides. Ceux-ci se composent, à tel
point, d'innombrables vaisseaux de tout calibre,
que mis bout à bout, selon quelques observateurs,
exagérés peut-être, ils égaleraient la circonférence

Dans tous les temps, dans tous les
pays, les plus célèbres médecins se sont

---

de notre globe : environ 9000 lieues. Les orifices
de leurs ramifications capillaires en criblent toutes
les parties internes ou externes, sous la dénomi-
nation de pores ou petits trous. Ils sont tellement
multipliés sur la peau, dont la surface est évaluée,
comme terme moyen, à quinze pieds carrés; qu'au
rapport de Lewenhoek, l'espace que couvrirait un
seul grain de sable en contient 125,000. Les phy-
siologistes, qui s'occupent de la physique animale
ou du corps humain en santé, prétendent qu'à raison des cellules et des anfractuosités de l'appareil
respiratoire, la surface pulmonaire est encore plus
étendue que la surface cutanée. Quelle immensité
d'ouvertures livre notre corps à l'imbibition aérienne!

D'après les calculateurs, le poids de l'air am-
biant, sur notre surface cutanée, est de 39,900
livres, quand le mercure s'élève à trente pouces
dans le baromètre; et seulement à 35,918, lorsqu'il descend à vingt-sept pouces : en sorte que la
différence de la plus, à la moins grande pression
de l'air sur le corps humain, est de 3,982 livres.

C'est à l'aide de cette force compressive de l'air

occupés avec un soin particulier de cette essentielle partie de l'hygiène (1). Qui n'a, au moins, entendu parler de l'excel-

---

extérieur qui nous écraserait, s'il n'était en équilibre avec l'air élémentaire dont notre intérieur est saturé, que le savant Borelli explique la force étonnante du cœur, dans la circulation sanguine. Cet auteur la porte, à chaque pulsation ou battement, à celle qui pousserait 3000 livres et à 135,000 livres, en y joignant celle des artères ou vaisseaux qui portent le sang du cœur dans toutes les parties du corps.

De cette influence de l'air qui favorise la respiration et la circulation du sang, résulte une autre fonction dans l'économie animale : la transpiration insensible; dont l'importance n'a jamais été mieux déterminée que par Sanctorius de Venise. Ce médecin, pendant nombre d'années, eut la patience de peser avec la plus minutieuse attention, et ses alimens et le produit de ses excrétions apparentes. Il acquit la preuve que les cinq huitièmes de ce qu'il prenait, sauf ce qui servait à l'assimilation réparatrice, s'exhalaient par l'insensible transpiration.

C'en est assez pour donner une idée de tout ce que l'on peut espérer de l'air, et de l'exercice actif ou passif, en plein air.

(1) Art de conserver la santé.

lent traité de *l'air, des eaux et des lieux*
d'Hippocrate? Qui ne sait combien le
célèbre Franklin recommandait ce qu'il
appelait les bains d'air? Qui ne sent tous
les bons effets que doit produire sur nos
organes, et principalement sur le tissu
cutané, ce fluide invisible; surtout quand
nous y sommes plongés de bas en haut,
de haut en bas, agités dans diverses
directions, en parcourant rapidement diverses couches, diverses températures?
L'air, ainsi modifié, indépendamment
d'un mouvement accéléré, doit opérer
une succession d'actions et de réactions
propres à titiller les papilles nerveuses; à
donner à la peau, cet organe précieux,
dépositaire des lis et des roses qui don-
nent tant d'éclat à la beauté; le ton nécessaire pour le rendre à ses importantes
fonctions, et l'aider à se débarrasser d'une
foule de maladies, fléau de bien des femmes, et le désespoir des gens de l'art.

Les promenades ondulatoires, en la-
vant, pour ainsi dire, notre poumon
dans une piscine aérienne, dans un air
libre et rapidement renouvelé, nous sa-
ture, nous imbibe de plus en plus d'oxigène ou d'air vital : elles nous régénèrent.

Par elles, nous éprouvons, en peu
d'instans, les effets salutaires des voyages
dans les régions élevées. Notre sang est
rafraîchi, notre peau est tonifiée, les forces
digestives et l'appétit sont excités. Après
quelques courses de ce genre, qui ac-
croissent les forces, sans en dépenser,
ne fussent-elles prolongées que pendant un quart d'heure, on se sent géné-
ralement plus dispos, plus apte aux
fonctions les plus agréables et les plus
importantes de l'économie animale. En
effet, en moins d'un quart d'heure, on
a fait environ quatre lieues. Allant par
monts et par vaux , s'élevant et s'a-
baissant tour à tour, en sens divers et

dans diverses régions atmosphériques.

Si tant d'avantages résultent de l'air;
quels salutaires effets ne produira-t-il
pas lorsqu'ils seront encore augmentés
par le mouvement du char auquel on
s'abandonne! On ne saurait douter que
la classe opulente, les femmes, les gens
de lettres, tous ceux qui mènent une vie
sédentaire, ne doivent la plupart de leurs
maladies, à une nutrition surabondante
et à l'inertie. L'excès des sucs nourri-
ciers produit leur dépravation et dis-
pose à la mollesse. Il énerve le corps, le
rend pesant, inactif et paresseux. Le défaut d'exercice accroît tous ces désordres.

Le relâchement des organes digestifs,
le défaut d'appétit, les digestions labo-
rieuses, les embarras, les empâtemens,
les obstructions du foie et des autres
viscères du bas-ventre, l'indolence, l'hy-
pocondrie, la goûtte, chez les hommes;
chez les femmes, la plus grande partie de

ces maux; plus la leuchorrée, la mollesse et la flaccidité des chairs; la décoloration, les dartres, la rigidité et d'autres altérations de la peau : tels sont les tristes effets du défaut de mouvement et d'activité en plein air (1).

On se porte avec peine; ni la voiture, ni le cheval (2), n'ont plus d'attraits. On

---

(1) Il est essentiel de remarquer qu'on ne peut sans imprudence, surtout dans le travail de la digestion et dans tous les cas, où l'insensible transpiration est augmentée, rester long-temps immobile et exposé à l'air libre. On en saisira bien facilement la raison, pour peu que l'on pense à l'excessive versatilité de la température atmosphérique. De ses rapides transitions du chaud au froid, résultent les fluxions, les affections catarrhales, les rhumatismes, et une foule d'autres maladies qui pullulent de cette source, aussi féconde que funeste, comme de la fatale boîte de Pandore. Un cinquième au moins de nos maladies n'a pas d'autre cause.

(2) Mon arc, mes javelots, mon char, tout m'importune;
Je ne me souviens plus des leçons de Neptune.

Phèdre, RACINE.

se dégoûte de tout; et l'on s'abandonne
à une vie monotone, à une sombre mélancolie qui vous plonge de plus en plus
dans ce déplorable état si voisin du
spleen.

C'était pour le prévenir que Tissot (1)
recommandait l'exercice aux gens ; que
le judicieux Tronchin fesait prendre à
ses oisifs , à ses petites maîtresses, des
pillules de mie de pain (2) humectées
de deux ou trois grands verres d'eau avec
sucre, eau de fleur d'orange, et quelques courses à pied au bois de Boulogne.

Lorsque le mauvais temps s'opposait à
la promenade, ces dames étaient impi-
toyablement condamnées à frotter leur

(1) *Avis aux gens de lettres sur leur santé.*
(2) Les gourmands trouvent un moyen plus
efficace dans les grains de santé du docteur Franck;
de même que dans le vin de Séguin , excellent
fébrifuge, qui sert aujourd'hui de *coup d'avant*
sur les meilleures tables.

bonheur du jour, leurs chiffonniers, leurs
commodes, voire même leurs parquets.
Nos médecins à la mode sont un peu
plus tolérans. Aujourd'hui l'enchanteur
Alibert (1), par excellence, le médecin
des dames, dont la seule présence met
en fuite les vapeurs, les migraines et la
foule de leurs maux cutanés, se contente
de plonger ses belles malades dans les
eaux minérales factices de Tivoli, ou de la
pompe à feu. Nous osons enchérir sur ce
célèbre médecin. Nous croyons pouvoir
aspirer sinon à un brevet d'invention, au
moins à celui de perfectionnement. Nous
baignons nos dames dans l'air : c'est-à-dire
dans un milieu huit cents fois moins

---

(1) Un nouveau titre ajoute à sa juste célé-
brité. Son grand ouvrage intitulé : *Nosologie natu-
relle*, ou *les Maladies du corps humain*, dis-
tribuées par familles. L'exécution typographique
est digne des vues profondes de cet élégant écri-
vain.

dense et plus léger que l'eau. Non que nous ne serions charmés de voir un jour Eole et Neptune, ou mieux les Naïades et les Zéphyrs, se donner rendez-vous aux *Promenades aériennes*. Quel besoin aurait-on alors, d'aller à grands frais aux sources des eaux minérales naturelles?

N'est-il pas démontré pour tout bon esprit que, grâce aux progrès de la science médicale et de la moderne chimie, non-seulement les eaux factices rivalisent avec la nature, mais la surpassent même plus souvent? A moins d'être tourmenté de la manie des voyages et de vouloir, comme Panurge, s'instruire en voyageant, qui irait à ces piscines lointaines, lorsque l'on peut jouir chez soi de leurs analogues, sans s'éloigner de ses affaires et de ses plus douces affections; et quand leur effet peut être si puissamment aidé par les douces oscillations, par les balancemens, et les courses ondulatoires des ramasses ? On peut délicieusement s'y abandonner dans un air libre et parfumé des plus suaves émanations de l'empire de Flore, dans un lieu où la vue est récréée par l'aspect des plus riches perspectives (1).

Donnez-moi les vaporeux, les mélancoliques à traiter, disait un habile praticien : je les charge dans une boîte ambulante, je les cahote, je les secoûe, et les guéris par ce seul moyen.

Ce moyen de désopiler la rate et de faire circuler les *humeurs peccantes*, tient un peu trop de la médecine expéditive de Toinette (2), qui proposait à M. Argant de se faire crever un œil pour lui faire voir plus clair de l'autre; ou

_____

(1) Plus d'un paysagiste est venu charger sa palette du riche butin qu'un amateur de peinture chercherait vainement en beaucoup d'autres lieux.

(2) *Malade imaginaire* de Molière.

couper le bras gauche pour fortifier le droit. Mieux vaudrait encore la vertu exhilarante de l'harmonie, adoptée par les médecins consultans de Pourceaugnac. Mais autres temps, autres mœurs! La casse et la manne dégoûtantes des Bartholo sont heureusement tombées en désuétude. La médecine va bientôt adopter une mode toute nouvelle. Ce ne sera plus une médecine triste et rébarbative, mais une médecine *aérienne*, couleur de rose, toute gaie comme celle du curé de Meudon (1); elle n'aura pour auxiliaires que des bonbons, l'essence éthérée balsamique, l'eau des sultanes, des odalisques, ou celle de Farina (2).

A quel esprit, le moins attentif, ne

(1) Le docteur Rabelais, aussi célèbre par sa gaîté expansive que par sa vaste érudition.

(2) Le seul qui confectionne en grand la véritable eau de Cologne, dont ses aïeux lui ont transmis la recette.

restera-t-il pas démontré que la marche
des chars doit imprimer aux organes
abdominaux (1), un mouvement, une
circulation accélérée, qui de-proche en
proche, se propage et se réfléchit sur les
viscères de la poitrine et de la tête? Où il
y a stimulus, il y a détermination et af-
flux. Ainsi, par ce genre d'exercice, les
organes digestifs et générateurs acquiè-
rent plus d'énergie. Les jeunes personnes
du sexe, chez qui le développement de
l'adolescence est tardif; les convalescens
affaiblis, et ceux qui ne sont pas en état
de supporter même une équitation mo-
dérée, exercice d'ailleurs si recomman-
dable, trouveront, dans les promenades
aériennes, un moyen supplétif et un au-
xiliaire puissant. Les valétudinaires, les
personnes chez qui l'inertie du foie, et
du système de la veine-porte, occasio-

(1) Du bas ventre.

nent des pertes hémorroïdales si incom-
modes, et dont il est dangereux de se
délivrer trop tôt, ou sans précautions,
éprouveront du soulagement par ce pro-
cédé gymnastique. Il leur offre plus d'a-
vantages que l'équitation, souvent in-
compatible avec leur état (1).

On sent que la circulation abdominale
devenue plus libre, le cerveau, le cœur
et le poumon éprouvent un effet analogue ; qu'une poitrine délicate, une
respiration gênée doivent en obtenir du
soulagement ; que les palpitations, les
embarras légers du système de la circulation sanguine sont dans le même cas,
lorsque surtout ils sont déterminés par un
état nerveux. Ce n'est pourtant qu'avec
la plus grande circonspection, et sous

_____

(1) L'attention du propriétaire de l'établissement a été jusqu'à se munir de coussins ou bour-
lets circulaires, pour les personnes qui en font
un usage habituel.

la conduite d'un médecin très-prudent que les personnes , dont nous parlons ici , peuvent tirer quelques avantages des promenades aériennes.

Bien que convenables jusqu'à certain point, c'est-à-dire, dans l'origine de cet état, les promenades aériennes nuiraient dans ce genre de maladies déjà avancées ou confirmées : elles ne feraient alors qu'en accélérer la marche. Dans ce cas, elles nuiraient par un usage même modéré, et à plus forte raison par leur excès.

Il n'en est pas de même des maladies nerveuses. L'exercice est pour elles un excellent curatif. Les femmes affectées de névroses, sont indolentes et peu capables de supporter la promenade à pied, l'équitation ou même la voiture. Elles en sont dégoûtées. Pour elles , les promenades aériennes sont un excellent moyen d'exercice passif : en les fortifiant elles les récréent et les arrachent insensiblement à cette noire mélancolie , à cette torpeur, auxquelles elles s'abandonnent de plus en plus.

Les personnes parvenues à l'âge de retour , celles qui sont replètes , d'un tempérament sanguin , qui ont le col court et ce qu'on appelle l'habitude ou prédisposition apoplectique; celles qui sont tourmentées de vertiges, de pesanteur de tête, qui sont menacées de coups de sang ; c'est surtout à elles que les promenades aériennes sont éminemment convenables. L'exercice , dans un air frais, leur est nécessaire ; mais , en obtenant une augmentation d'appétit, il faut qu'elles le trompent, bien loin de le satisfaire. Leur sang est trop riche, peu circulable : elles doivent préférer les végétaux aux alimens tirés du règne animal.

Les époques climatériques de la vie ; celle où les organes générateurs annoncent, dans l'être vivant, d'autres besoins que celui de son développement et de sa conservation; celle où de vingt à trente ans, la sphère d'activité se porte sur les appareils respiratoire ou circulateur; celle où de quarante à cinquante, la mastication et la digestion deviennent des fonctions plus importantes pour l'individu; enfin l'âge de retour et l'âge sexagenaire, qui traînent à leur suite les affections utérines chroniques, les congestions cérébrales, les congestions hémorroïdales, seront franchis par nombre de personnes, avec beaucoup moins d'inconvénieus et plus de facilité, à l'aide des promenades aériennes.

Mais comment rassurer une imagination ombrageuse, et sur la crainte d'une chute (1), et sur le danger de rompre si rapidement la colonne d'air?

_____

(1) On a muni tous les chars d'une barre transversale et quelques-uns de tabliers, ou *para-fango*, pour ceux qui voudraient en faire usage.

On l'a déjà remarqué : les roues du char marchent à présent dans un double coulisseau ; elles y sont fixées si solidement que toute déviation est impossible de droite ou de gauche ; que la différence des plans, sur lesquels ils roulent, les retiennent toujours, soit en descendant soit en montant, dans une position horizontale.

Tout est prévu pour que le char, pendant l'ascension, ne puisse retomber sur lui-même, par la rupture de quelque partie que ce fût du mécanisme qui la détermine. Une double tresse de corde ne peut se rompre à la fois, et même, dans ce cas, la chambrière, ou espèce d'ancre postérieure, suffit pour arrêter le char aux dentelures en crémaillères, des plates-bandes sur lesquelles il exécute son ascension.

Au surplus, une attention très-simple est de s'abandonner franchement et sans crainte aux diverses directions auxquelles le char obéit, s'inclinant sur son compagnon de voyage et avec lui vers le centre commun du cirque (1).

Il ne restera aucune inquiétude sur la rapidité de la course par rapport à la respiration, si l'on pense que dans le temps de sa plus grande célérité, on dévie sans cesse en décrivant une ligne courbe ou cycloïdale; et que ce mouvement à peu près circulaire décompose et diminue pour ainsi dire, à chaque instant, la force de la colonne d'air. Au surplus, les poitrines très-délicates, les personnes attaquées d'affections anévrismales doivent absolument s'interdire les promenades aériennes.

---

(1) Il est essentiel de ne s'embarraser ni de canne, ni d'épée, dont le bout, en dépassant le char, pourrait occasioner quelque accident. D'ailleurs, par une disposition fort sage, on les dépose à un bureau particulier.

C'est ici le cas d'applaudir à la noble confiance du nouvel acquéreur-propriétaire, non-seulement de l'entreprise des Montagnes françaises, mais encore du magnifique jardin et dépendances, sur lequel elles s'élèvent. S'il a déjà fait tant d'efforts sur un fonds dont il n'était que locataire, que ne peut-on attendre de lui maintenant qu'il lui appartient en toute propriété, lorsque l'on sait avec quel succès et quelle loyauté il conduit depuis long-temps deux opérations considérables. On ne peut oublier non plus ceux qui ont dirigé l'exécution de ce bel établissement (1).

---

(1) M. de Liégé jeune, architecte avantageusement connu par plusieurs constructions, notamment par les bains de la Chaussée-d'Antin ; et M. Delaunay, ingénieur-mécaniste. Ils ont été honorés des paroles les plus obligeantes de LL. AA. RR. MONSIEUR et de ses augustes Fils, lors des

Quand des conjonctures difficiles s'opposent à la prospérité des peuples, c'est
donner une grande preuve de confiance

---

visites réitérées de ces Princes aux promenades
aériennes.

En se rappelant que l'on doit au médecin Per-
rault la colonnade du Louvre , le plus beau chef-
d'œuvre d'architecture qui décore la capitale , on
s'étonnera moins que je me permette de regretter
que l'on n'ait pas mis plus d'élégance et de goût
dans quelques unes des constructions de Beaujon.
Telles qu'elles sont , leur ensemble est sans doute
d'un admirable effet ; mais si voisin d'un type anti-
que , par exemple , du Colysée de Rome, l'œil eût
été bien plus flatté de pouvoir y reconnaître quelque chose d'analogue.

Pourquoi n'aurait-on pas donné au Belvédère
quelques pieds d'élévation de plus. J'aurais aimé
à y voir six belles colonnes d'ordre corinthien
ou dorique , dans le genre de la lanterne de Dé-
mosthènes. Cela eût paru beaucoup plus aérien ,
plus en harmonie avec le reste , que cette basse
et lourde charpente qui semble s'affaisser sur le
pavillon. Dans les arts comme dans les lettres , on
doit toujours sacrifier aux grâces.

à son Gouvernement, c'est bien mériter de son pays et de l'humanité que de se livrer à des spéculations hardies, propres à alléger la somme des maux. La classe opulente se fait absoudre de ses dispendieux plaisirs, lorsque devenant un bienfait pour les malheureux, ils leur préparent des moyens d'existence.

Point de doute que chacun (1) ne s'associe à cette coalition contre des temps malencontreux ; et par son empressement à satisfaire sa curiosité, pour une chose aussi extraordinaire, ne contribue au dédommagement de l'estimable capitaliste qui eut la courageuse hardiesse de compter sur des Français.

---

(1) Toute la Cour, les Ministres, les Dignitaires nationaux et étrangers sont venus visiter les Promenades aériennes. Ils ont laissé aux ouvriers des marques de leur munificence.

Monsieur, frère du Roi, ne voulant pas se

nommer une première fois, ne put fléchir le Cer-
bère qui garde l'entrée. Ce vieil invalide , fidèle
à sa consigne , la refusa au Prince qu'il n'avait pas
l'honneur de connaître. Son Altesse s'amusa
beaucoup de son embarras , lorsqu'à sa seconde
visite , avec toute la grâce et l'affabilité qu'on lui
connaît , il lui demanda permission d'entrer. Il
se vengea en Prince de cette rigueur ; l'invalide
eut une plus grande part à ses libéralités.

S. A. R. Madame, Duchesse d'Angoulême, vint
aux Promenades aériennes ; elle fut reçué avec
tout l'enthousiasme que fait naturellement éprouver la présence de nos princes. Son Altesse accueillit avec une bonté céleste l'hommage d'un
bouquet et des vers suivans , inspirés par la muse
de l'aimable et joyeux Désaugiers.

O vous ! dont la présence est un bienfait de plus ,
Digne ornement d'un trône où règnent les vertus ,
Quelques instans pour vous, vous daignez en descendre,
    A ce suffrage glorieux
    Nous étions bien loin de prétendre ,
Et vous nous accordez un appui généreux !...
Un sourire de vous , Princesse magnanime ,
    Vient de nos monts audacieux
    Exhausser l'orgueilleuse cîme
    Et la porter jusques aux cieux.

Puisse souvent votre présence
Couronner nos efforts et comb'er nos désirs !
Vous contribuez au bonheur de la France;
Protégez aussi ses plaisirs.

Son Altesse parcourut avec intérêt les immenses détails de l'établissement Une des Dames de sa suite lui offrit de se charger de son bouquet : « Je vous le prête, dit MADAME ; mais non les vers, j'y tiens beaucoup. » Elle est venue depuis jouir *incognito* du spectacle des courses, dans l'élégant Belvédère du restaurant.

S. A. R. feu Mgr. le duc de Berry revint le sur-lendemain surprendre agréablement l'administra-tion des Promenades aériennes. Il était accom-pagné de son auguste épouse. Sa présence fut comme celle de son auguste Père, et de LL. AA. RR. les Duc et Duchesse d'Angoulême, un jour de bonheur, et de reconnaissance pour les ouvriers. (Chaque visite valut à ces derniers plus de 500 fr.)

Nous rétablissons ici les vers suivans qu'un aussi heureux impromptu ne permit pas d'offrir alors à S. A. R. Madame la Duchesse de Berry.

O vous dont le Français, dans sa sainte allégresse,
Bénit l'hymen et les vertus,

5

Vous dont la féconde tendresse
Nous promet un BOURBON de plus ;
Quand, pour le bonheur de la France,
Du sommet de nos monts , s'élançant vers les cieux ,
Nos vœux hâtent le jour , l'instant de sa naissance ,
Laissez-nous espérer que nos chars glorieux ,
Berceront parfois son enfance.

C'était un spectacle bien touchant que les grâces et l'aménité avec lesquelles cette héroïque Princesse adressait la parole à chacun.

Malgré son état, et le gage précieux qu'elle portait dans son sein, la Princesse voulut monter au Belvédère. On admira la tendre sollicitude avec laquelle son auguste et à jamais déplorable époux , secondé par son vieil et fidèle ami , le respectable comte de Nantouillet, la soutenait et affermissait ses pas chancelans.

FIN.

EXTRAITS

DE DIVERS JOURNAUX

Sur la première édition des Promenades aériennes *ou* Montagnes françaises*, par le docteur* COTTEREL*, de la Faculté de Paris, etc.*

GAZETTE DE FRANCE.

(28 *Juillet* 1817.)

PENDANT que ses confrères recommandent, l'un l'émétique et l'autre la saignée, M. le docteur Cotterel professe une doctrine plus agréable et peut-être aussi saine. Le plaisir est sa panacée. « Le plaisir, dit-il, est le baume de la santé, » comme la santé est le baume de la vie. » Le reste de son opuscule répond à ce début. Rien de plus poétique que sa description des Montagnes-Françaises. Tout s'anime sous la plume de M. Cotterel. Mais que diront, en le lisant, ces vieux docteurs dont le ton est toujours grave et imposant, dont le costume sévère effarouche les Grâces et les Ris, et qui croient encore que la perruque

(68)

est au moins la moitié du médecin ? Que diront-ils en voyant « Vénus sourire, les Naïades et les » Faunes se donner un rendez-vous près de ces » chars, confidens muets d'émotions douces et » des plus jolis secrets envolés sur l'aile des zé-» phirs ? » Que diront-ils ? M. le docteur Cotterel s'en embarrasse fort peu. Il s'est dépouillé de sa fourrure. Léger et gracieux comme son sujet, instruit, mais craignant de trop le paraître, il cache son érudition sous des fleurs, et comme Ovide ne lui est pas moins familier qu'Hippo-crate, il appelle l'art de plaire au secours de l'art de guérir. Gentil-Bernard, s'il avait été docteur de la Faculté de Paris, n'aurait pas autrement ré-digé des considérations sanitaires.

La médecine de M. le docteur Cotterel est, comme il le dit lui-même, *toute gaie, toute aérienne.* Ses ordonnances agréablement parfu-mées, sont écrites avec de l'eau de rose, et vous n'y trouvez ni casse, ni manne, ni séné : jamais ces mots dégoûtans n'ont sali la plume de M. Cotterel. « Un air libre, embaumé des plus » douces émanations de l'empire de Flore ; les » oscillations des courses ondulatoires, qui ti-» tillent les papilles nerveuses ; » quelques bon-bons, l'eau de Sthal ; voilà ses drogues, ses moyens

curatifs. Tronchin était encore trop sévère ;
M. Cotterel l'a singulièrement mitigé : il réussira,
je n'en puis douter. Les *dames*, auxquelles il
fait hommage de son charmant opuscule, auxquelles il dédie ses *vues sanitaires*, voudront
connaître un docteur aussi aimable. C'est, je
crois, le médecin de Paphos et d'Idalie qui est
venu s'établir aux Montagnes Françaises.

COLNET.

JOURNAL DE PARIS.

(18 *Juillet* 1817.)

Qui se serait douté, lorsqu'en 1793, ce terrible
mot de *montagne* suffisait pour répandre l'effroi
parmi tout ce qui ne partageait pas les crimes de
cette époque, qu'une vingtaine d'années plus
tard, il deviendrait la folie du jour, le mot d'ordre du plaisir? Aussi, à peine le temple magnifique
qu'on lui érigeait à *Beaujon* a-t-il commencé à
s'élever, que toutes les voix de la Renommée
en ont célébré la gloire. Théâtres, journaux,
affiches, chansons, tout a préconisé les *Montagnes Françaises*, et voilà qu'un habile médecin

lui-même, fait un traité, *ex professo*, sur leurs avantages sanitaires.

Qu'on ne s'y trompe pas cependant; M. Cotterel nous connaît; il a tâté le pouls à son siècle, et ce n'est pas une grave dissertation, flanquée de citations grecques et latines, qu'il vient nous présenter. Sa doctrine n'est point hérissée d'aphorismes et de propositions. Une comparaison anacréontique vient à l'appui de chaque raisonnement; et si le sujet amène un terme de l'art médical, un mot galant est là pour le faire oublier. C'est ici, comme il le dit lui-même, un cours de médecine *aérienne* et des ordonnances *couleur de rose*. Dumoustier, s'il vivait encore, aurait fait de M. Cotterel le médecin d'Emilie.

Utile dulci, disait jadis le bon Horace; *mais nous avons changé tout cela*, et le docteur en a fait, avec une petite variation, *dulce utili*.

Ayant à parler des *montagnes*, d'après son titre, sous le double rapport de l'*agrément* et de la *santé*, n'allez pas croire qu'il ait commencé par celle-ci. S'amuser d'abord, se porter bien ensuite, si l'on peut, voilà ce qu'il faut à nos dames, et le docteur qui leur a dédié son ouvrage, n'avait garde d'intervertir un ordre si raisonnable.

Parcourez donc cette brochure, jeunes beau-
tés, impatientes de vous élancer dans les chars
de Beaujon... Avec quel délicieux frémissement
de plaisir, n'apprendrez-vous pas « qu'en dix-
» huit ou vingt secondes on parcourra environ
» trois cents pieds en montant, plus de sept
» cents en descendant, de sorte qu'en trois
» ascensions, et autant de descentes en moins
» d'une minute, on aura parcouru plus de trois
» mille pieds, environ quinze lieues à l'heure,
» vitesse presque égale à celle des ballons. »
Songez surtout que ce plaisir-là peut se prolon-
ger autant qu'on le désire; qu'il pourrait durer
un ou plusieurs jours consécutifs; et vous con-
viendrez que toutes les autres voluptés ter-
restres, sont bien peu de chose en comparaison
de celle-là, et que le docteur Cotterel a bien
raison d'en appeler le séjour *un nouvel Eden*.

Parlerai-je, d'après notre *Cicerone*, de ce
phare lumineux que l'on peut apercevoir à une
énorme distance, de ce magnifique panorama
naturel, que présentent, à ceux qui sont arrivés
au Belvéder, la capitale et ses environs, des
bosquets, des tapis de verdure, etc.

Je désespère d'atteindre à la poésie de la prose
de M. Cotterel, et je descends, en humble mor-

tel, de l'Olympe-Beaujon , à ses *considérations*
sanitaires.

L'air et l'exercice sont aussi deux grands médecins : or , voulez-vous être traité par eux ,
essayez des *Montagnes françaises.* Les mauvais
plaisans ne manqueront pas de rappeler que les
Montagnes russes avaient aussi leur-Hippo-
crate ; mais quelle différence ! ce dernier n'en
faisait qu'une espèce de véhicule pour son *élixir,*
tandis que notre auteur ne joint aucun acces-
soire à son précepte fondamental : RECIPE *les*
Montagnes. « Les personnes attaquées d'affec-
» tions du foie, menacées d'apoplexie, les va-
» poreux , les valétudinaires , les convalescens
» trop faibles pour supporter l'équitation , les
» femmes sujettes aux maux de nerfs (ce qui
» n'est pas rare dans ce pays-ci), les jeunes per-
» sonnes dont le développement est tardif (ce qui
» l'est peut-être un peu moins) , ne sont encore
» qu'une petite partie des individus auxquels le
» docteur Cotterel conseille les *bains d'air* à la
» *Franklin.* »

Depuis dix ans jusqu'à soixante ans et au-
delà , il ne voit pas une époque, où il n'ait pas
les meilleures raisons du monde, de nous en-
voyer *promener...* dans les chars *aériens* du

jardin Beaujon. *Buvez de l'eau*, disait le docteur Sangrado. *Buvez de l'air*, dit, en appuyant
son système de meilleures raisons, le docteur
Cotterel; cela coûte peut-être un peu plus cher,
mais aussi le remède est bien plus efficace.

« Mais comment rassurer une imagination om-
» brageuse, dit mon auteur, et sur la crainte
» d'une chute et sur les dangers de rompre si ra-
» pidement la colonne d'air? »

C'est de quoi s'est chargé M. Cotterel, qui,
par des détails qu'il faut lire dans sa brochure
même, s'attache à démontrer qu'il n'y a pas l'ombre du danger, ni dans l'ascension, ni dans la
descente. Quant à moi, qui n'ai pas encore fait
de cours de mécanique, je m'en rapporte à la
commission qui vient, dit-on, d'être nommée
pour examiner si l'on peut enfin permettre aux
athlètes des deux sexes de s'élancer dans la carrière, et de laisser au public, suivant l'expres-
sion proverbiale, *la bride sur le cou*. Il me
semble cependant que, si l'on pouvait diminuer
la pente qui donne à la dernière partie de la
course une si effrayante rapidité, le problème
serait bien près d'être résolu.

Les *Montagnes françaises* ont, du reste,
un excellent avocat dans le docteur Cotterel,

qui, lors d'un procès fameux(1), montra, tandis
qu'il exerçait encore cette profession, qu'il s'é-
tait pénétré de tout le courage et la fermeté
qu'elle demande quelquefois, et sans doute tout
le monde sera disposé à s'écrier avec lui :

« Quel Français, vraiment digne de ce nom,
ne se plairait à venir se demander, à la vue de
ces enchantemens, ce qu'est cette nation chez
qui un simple particulier présume assez de ses
compatriotes pour risquer ainsi d'immenses capitaux, et, malgré le malheur des temps, for-
mer la plus colossale entreprise que jamais l'on
ait consacrée au plaisir? »

Un marchand étranger vint un jour présenter
à Philippe, roi d'Espagne, un diamant magnifique, en lui annonçant qu'il l'avait payé 500,000 f.
« Comment avez-vous pu, lui dit le roi, mettre
une pareille somme à ce diamant? — J'ai songé
qu'il y avait au monde un roi d'Espagne pour me
l'acheter. » — Le roi lui fit donner 100,000 fr.
de plus.

Si l'on demande actuellement au propriétaire

(1) Celui des généraux Moreau, Georges et Pichegru;
    D'Aréna, Céracchy, etc.;
    Du chef de brigade Jourdain, de Versailles.

des *Promenades aériennes* , comment il a osé mettre dans une entreprise frivole des capitaux si considérables , ne peut-il pas vous répondre : « Je savais qu'il y avait au monde des Parisiens et surtout des Parisiennes pour me les rembourser. »

M.

JOURNAL DES DÉBATS.

(21 *Juillet* 1817.)

LE propriétaire des *Promenades aériennes* commence à recueillir le fruit de ses avances et de ses fêtes. Le public va les visiter en foule; les journalistes et les auteurs de pièces de circonstance ont obtenu leurs entrées. Ainsi ces Messieurs peuvent tourner et retourner *gratis* , ce qui ne leur arrive pas toujours. L'entreprise est pleine de force et de vigueur, et cependant elle appelle déjà la Faculté à son secours; mais celle-ci n'est point affublée de la noire fourrure , qui annonce le deuil; c'est une Faculté couleur de rose, qui n'a pour cortége que les Ris et les Plaisirs.

M. le docteur Cotterel s'est chargé d'être
l'historiographe du nouveau Colisée; il vient
de publier une brochure intitulée : *Promenades aériennes considérées sous le rapport
de l'agrément et de la santé*. Les promenades
aériennes sont, pour le docteur Cotterel, ce
qu'était la saignée pour le docteur Sangrado;
elles préviennent tous les maux, et elles guérissent toutes les maladies. « Elles opèrent, dit-il,
» une succession d'actions et de réactions pro-
» pres à titiller les papilles nerveuses; elles don-
» nent à la peau des dames une fraîcheur nou-
» velle; elles lavent notre poumon dans une
» piscine aérienne; elles nous saturent, elles
» nous imbibent de plus en plus d'oxigène ou
» d'air vital; elles excitent l'appétit, guérissent
» les empâtemens du foie, raffermissent les chairs
» molles, triomphent de l'indolence, de l'hypo-
» condrie et de toutes les altérations du teint. »
L'enchanteur Alibert, dont la seule présence met
en fuite les vapeurs et les migraines, se contente
de plonger ses belles malades dans les eaux factices de Tivoli; le magicien Cotterel est plus aimable encore : il baigne ses dames dans l'air,
c'est-à-dire dans un milieu huit cents fois moins
dense et plus léger que l'eau. Cependant il ne

désespère pas de voir des sources minérales ra-
fraîchir encore les jardins enchantés de Beaujon.
Alors le char de Neptune sortirait du sein des
eaux, tandis que les enfans d'Eole s'échappe-
raient de leurs cavernes profondes, et l'œil serait
frappé du doux spectacle des Naïades et des
Zéphirs folâtrant ensemble. Une chose dont on
ne se doutait guère, c'est que les Promenades
aériennes guérissent aussi de la goutte : ce qui
m'inquiète beaucoup pour le docteur Villette,
dont le bel établissement se trouve situé tout à
côté de la folie Beaujon. On se rappelle sans doute
qu'il fabrique une liqueur divine pour la gué-
rison des goutteux. Je ne sais ce qu'il va devenir,
et puisqu'on gagne tant d'appétit chez ses voi-
sins, je lui conseille de se faire restaurateur : il
deviendra alors le plus grand ennemi de la diète.

La brochure du docteur Cotterel est écrite
d'une manière piquante ; son style est aérien
comme sa médecine. On ne la placera pas,
comme il le craint, entre M. Purgon et M. Diafoirus, mais entre le Médecin du cercle et le
Docteur des boudoirs.

X...

LE BON FRANÇAIS.

(20 *Juillet* 1817.)

Dans la *Folie-Beaujon*, du théâtre du Vau-
deville, on a présenté un médecin et un chi-
rurgien qui viennent offrir leurs services pour
soigner ceux qui s'exposeraient à faire des courses que ces deux prétendus docteurs supposent
dangereuses : on les désabuse. Il y a de la bienveillance et de la justice dans cette scène.
M. Cotterel fait plus : il est médecin, et il
conseille aux malades, et **aux** dames surtout,
un exercice, qui les dispense d'avoir recours
à l'art d'Hippocrate. Un docteur est sûr d'obtenir le suffrage des belles, quand ses remèdes
sont des plaisirs ; on sourit à l'ordonnance,
et l'on en fait usage. Le style de M. Cotterel
est élégant et facile, il est clair et correct. Il
n'est pas aussi aisé qu'on se l'imagine de décrire
les objets matériels, et de se rendre intelligible.
Les expressions techniques offrent des difficultés,
que M. Cotterel a vaincues avec autant d'adresse
que de bonheur ; pourtant il s'est défié des ex-
plications qu'il donne, et il a joint à son ouvrage

une jolie gravure qui montre à l'œil ce qu'il peint à l'imagination.

Les Montagnes Françaises sont maintenant si connues, et par le grand nombre de personnes qui ont été les voir, et par la gravure coloriée devant laquelle s'arrêtent les curieux à la rue du Coq et ailleurs, que nous ne transcrirons rien de ce que l'auteur en a dit. Nous parlerons d'une observation qu'il a faite. Si les Promenades aériennes promettent un délassement salutaire à la classe opulente, elles ont offert du travail à la classe laborieuse! Quatre cents ouvriers ont été occupés pendant long-temps à la construction de cet édifice sans modèle. Il est encore susceptible d'embellissemens, et l'auteur en indique quelques-uns. Vous donne-t-on ce qui est bien; on désire ce qui serait mieux. Il me semble que le propriétaire a fait assez de dépenses, il est temps qu'il en recueille le fruit. Cette entreprise, en prospérant, continuera d'être utile à leurs nombreux employés; et la caisse des indigens aura une forte part dans leurs recettes, sans avoir rien déboursé pour les dépenses de l'établissement.

Le propriétaire a bien mérité de son pays: faire plaisir aux riches, être utile aux pau-

vres, c'est le moyen de mériter une reconnaissance générale ; c'est se conduire en bon
Français. .

L'auteur de la brochure a donné, en la com-
posant, une nouvelle preuve de son talent aimable. Il l'avait fait connaître d'une manière plus
solennelle, en qualité d'avocat, dans l'affaire célèbre du général Moreau ; il y déploya un grand
courage ; il osa dire la vérité à des hommes qui ne
voulaient pas l'entendre. Aussi fut-il enfermé au
Temple , et condamné à un honorable exil, qui
n'a fini qu'au retour de notre *Roi légitime*.

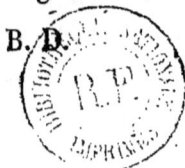

B. D.

TABLE.

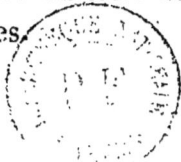

FIN DE LA TABLE.

www.ingramcontent.com/pod-product-compliance
Lightning Source LLC
Chambersburg PA
CBHW030928220326
41521CB00039B/1294